Mériam SABBAH
Khadija MZOUGHI
Dalila GARGOURI

Avaliação do debriefing na simulação de procedimentos endoscópicos

Mériam SABBAH
Khadija MZOUGHI
Dalila GARGOURI

Avaliação do debriefing na simulação de procedimentos endoscópicos

ScienciaScripts

Imprint

Any brand names and product names mentioned in this book are subject to trademark, brand or patent protection and are trademarks or registered trademarks of their respective holders. The use of brand names, product names, common names, trade names, product descriptions etc. even without a particular marking in this work is in no way to be construed to mean that such names may be regarded as unrestricted in respect of trademark and brand protection legislation and could thus be used by anyone.

Cover image: www.ingimage.com

This book is a translation from the original published under ISBN 978-620-6-71808-6.

Publisher:
Sciencia Scripts
is a trademark of
Dodo Books Indian Ocean Ltd. and OmniScriptum S.R.L publishing group

120 High Road, East Finchley, London, N2 9ED, United Kingdom
Str. Armeneasca 28/1, office 1, Chisinau MD-2012, Republic of Moldova, Europe
Printed at: see last page
ISBN: 978-620-7-93560-4

Copyright © Mériam SABBAH, Khadija MZOUGHI, Dalila GARGOURI
Copyright © 2024 Dodo Books Indian Ocean Ltd. and OmniScriptum S.R.L publishing group

INTRODUÇÃO

Em gastroenterologia, a endoscopia digestiva desempenha um papel central na formação de futuros especialistas. A qualidade da formação inicial determinará a qualidade dos cuidados prestados ao público. O treino prático em endoscopia digestiva, um procedimento com um potencial considerável de causar danos [1], é uma etapa essencial na formação de jovens gastrenterologistas. Atualmente, a aprendizagem de procedimentos e técnicas de endoscopia digestiva é essencialmente realizada através de um sistema de buddy entre um endoscopista experiente e o seu aluno. Para ultrapassar as desvantagens deste processo de aprendizagem (o princípio de "nunca é a primeira vez no doente" não foi tido em consideração, grande stress para os alunos e perigo para o doente), a formação atual dos internos de gastrenterologia do primeiro ano começa com sessões de aprendizagem em simuladores de procedimentos. O Debriefing é uma técnica de conversação não ofensiva, centrada no aluno, concebida para ajudar um profissional ou uma equipa a melhorar o desempenho através da prática reflexiva [2]. Envolve a participação ativa dos formandos, orientada por um facilitador, cujo principal objetivo é identificar e colmatar lacunas nos conhecimentos e competências [3].

Estas sessões de simulação, recentemente introduzidas no currículo dos internos de gastrenterologia, ainda não foram avaliadas, nomeadamente a fase de debriefing, que é uma etapa crucial para clarificar e consolidar a aprendizagem adquirida [4].

O guia Debriefing Assessment for Simulation in Healthcare (DASH) é uma escala comportamental multidimensional, simples, fácil e rápida, concebida para avaliar e desenvolver as competências de debriefing dos formadores e dos estudantes que utilizam a simulação nos cuidados de saúde. Daí o objetivo do nosso trabalho, que consistiu em avaliar o debriefing na simulação de procedimentos de endoscopia digestiva utilizando a ferramenta DASH (formadores e alunos).

MÉTODOS

1. POPULAÇÃO ESTUDADA :

1.1 Critérios de inclusão :

Incluímos residentes de gastroenterologia do primeiro e segundo ano que deram o seu consentimento para participar no estudo e que preencheram o questionário do estudo.

1.2 Critérios de não-inclusão :

Os residentes do terceiro e quarto ano não foram incluídos.

2. MÉTODOS

2.1 Tipo, localização e duração do estudo :

Trata-se de um estudo transversal realizado na Unidade de Medicina Experimental da Faculdade de Medicina de Tunes durante quatro dias (14-17 de outubro de 2019).

2.2 Descrição do equipamento :

2.2.1 Simuladores :

Para o nosso estudo, utilizámos simuladores Koken® para endoscopia oesogastroduodenal e colonoscopia (Figuras 1 e 2).

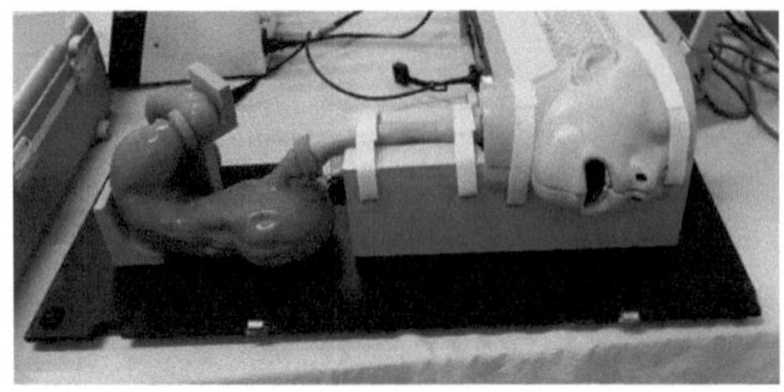

Figura 1: Simulador de endoscopia oeso-gastroduodenal Koken®

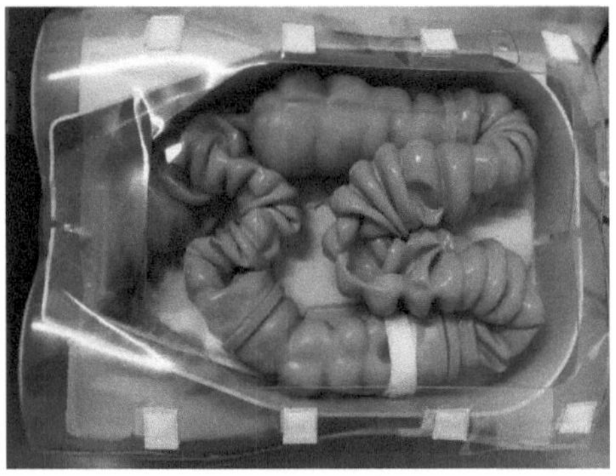

Figura 2: Simulador de colonoscopia Koken®

2.2.2 Colunas de endoscopia :

Foram utilizadas colunas de endoscopia digestiva e videoendoscópios axiais (fibroscópios e colonoscópios) especialmente dedicados às sessões de simulação. Estes endoscópios eram do tipo Karl Storz® (Figura 3).

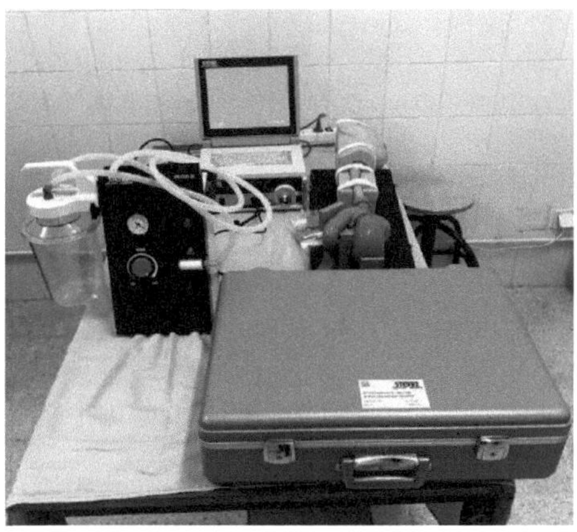

Figura 3: Mala com um videoendoscópio do tipo Karl Storz® com aspirador e ecrã portáteis

2.3 Procedimentos :

Os procedimentos efectuados durante esta formação foram técnicas de endoscopia digestiva diagnóstica, nomeadamente a endoscopia oesogastroduodenal (EOGD) e a colonoscopia.

2.4 Realização do estudo :

O nosso estudo foi realizado no âmbito do Curso de Formação de Gémeos, que teve a duração de quatro dias. Trata-se de uma cooperação entre três países: Tunísia, Alemanha e Egipto, com o objetivo de desenvolver a aprendizagem baseada na simulação em endoscopia digestiva para residentes de gastroenterologia em países emergentes. A formação foi ministrada por gastroenterologistas universitários com experiência em endoscopia digestiva. Os formadores eram cinco tunisinos (um professor, dois professores associados e dois assistentes de hospital universitário), dois egípcios (um professor e um assistente) e cinco alemães (cinco professores). As sessões de simulação decorreram em quatro fases para todos os participantes: três formativas (briefing, treino no simulador e debriefing) e uma avaliativa (Figura 4).

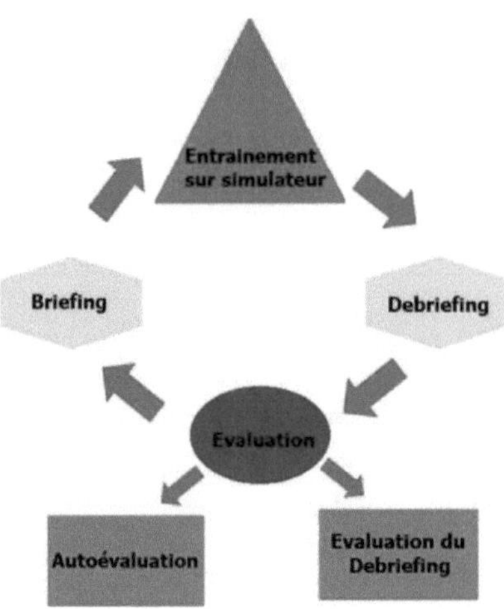

Figura 4: Sessões em loop.

2.4.1 A fase de formação :

2.4.1.1 Briefing:

Esta primeira fase teve por objetivo apresentar aos participantes os objectivos e o desenrolar da ação de formação, familiarizá-los com o modelo processual e as ferramentas a utilizar e descrever os procedimentos a realizar através de demonstrações. A sessão de informação foi efectuada por todos os formadores para todo o grupo. Durou cerca de 20 minutos e começou com uma apresentação dos formadores e dos formandos. Os objectivos da ação de formação, ou seja, a simulação de procedimentos de endoscopia digestiva alta e baixa, foram apresentados aos formandos. Foi também explicado o procedimento das sessões (em grupos de 3 ou 4), bem como a rotação estação a estação e o conteúdo de cada estação.

2.4.1.2 Formação no simulador :

Uma vez terminada a sessão de informação, os participantes foram divididos em grupos de três ou quatro para cada estação (EOGD ou colonoscopia). Esta sessão teve a duração de 1 a 2 horas.

O formador começou por fazer uma demonstração e, em seguida, cada residente, por sua vez, efectuou uma endoscopia digestiva sob a supervisão do formador e em frente dos seus pares. Esta formação foi efectuada de acordo com a pirâmide de competências de Miller (anexo 1) em quatro fases:

- Primeira fase: o formador executa o gesto sem comentários

- Segunda fase: o formador executa o gesto e comenta-o

- Terceira fase: o formador executa o gesto e o formando comenta-o.

- Quarta fase: o aprendente executa o gesto sob a supervisão do instrutor

Durante esta fase, o formador interveio constantemente para assinalar os erros técnicos no domínio do saber-fazer e para se certificar de que o formador tinha conhecimento dos mesmos. O feedback e o debriefing foram instantâneos.

2.4.1.3 Avaliação:

Durante esta fase, o formador revia a sessão com os participantes, resumindo o que tinham aprendido e identificando as áreas a melhorar para cada formando. Esta fase de debriefing durou 30 minutos. Durante esta fase, os formandos foram convidados a exprimir os seus sentimentos sobre as sessões, salientando os pontos fortes e fracos que percepcionaram. Em seguida, os formadores anotaram as diferentes competências adquiridas pelos formandos e as melhorias a introduzir nas sessões futuras, bem como os objectivos das próximas sessões de simulação. Foi elaborada uma síntese final.

2.4.2 A fase de avaliação :

A avaliação consistiu em duas partes: uma avaliação da formação pelos residentes e uma avaliação do debriefing.

2.4.2.1 Avaliação do curso pelos participantes :

Baseou-se num auto-questionário distribuído no final da sessão, composto por 21 perguntas (anexo 2):

- 20 perguntas sobre o curso (avaliadas numa escala de Lickert de 1 a 5),

- Uma pergunta sobre a autoavaliação dos seus progressos antes e depois do curso, utilizando uma escala de competências classificada de A a D (A muito bom, B satisfatório, C médio, D mau),

2.4.2.2 Avaliação do debriefing :

Baseou-se num auto-questionário entregue no final da sessão. Este auto-questionário baseava-se na grelha de avaliação DASH nas suas duas versões (formador e formando).

Em particular, os seis elementos de um debriefing eficaz após uma experiência de simulação foram cumpridos. 7 As 6 secções desta escala referem-se a :

• Estabelecer um clima favorável à aprendizagem (um ambiente de aprendizagem cativante);

• Manter um clima propício à aprendizagem; - Conduzir o debriefing de uma forma estruturada;

• Incentivar o empenhamento no intercâmbio (iniciar discussões interessantes);

• Identificar e explorar os défices de desempenho ;

• Ajudar os aprendentes a adquirir ou manter boas práticas. Para cada elemento, o desempenho é classificado com base numa escala de Likert de sete níveis de eficácia: de 1, reflectindo um desempenho que é "extremamenteineficaz /detrimentalǁ à classificação 7, correspondente a um desempenho considerado -

extremamente eficaz/excecional‖.

As duas versões utilizadas (versões curtas) para formadores e formandos são apresentadas nos Apêndices 3 e 4, respetivamente.

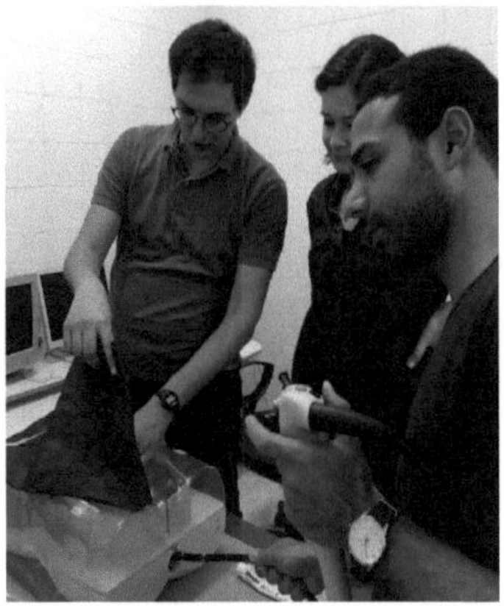

Figura 5: Residentes de gastrenterologia a simular uma colonoscopia com um formador

2.5 Análise estatística :

Os dados foram analisados com recurso ao software SPSS® versão 23.0.0.2.

2.5.1 Estudo descritivo :

Para as variáveis quantitativas, calculámos as médias e os desvios-padrão, bem como os valores extremos.

Para as variáveis qualitativas, calculámos as frequências absolutas e relativas.

2.5.2 Estudo analítico :

O teste de Wilcoxon para amostras emparelhadas foi utilizado para comparar as pontuações relativas ao progresso na aquisição de competências em endoscopia digestiva. Para todos os testes estatísticos, um valor de p foi considerado estatisticamente significativo se inferior a 0,05.

2.6 Pesquisa bibliográfica e gestão de referências :

Foi efectuada uma pesquisa bibliográfica automatizada nas bases de dados Pubmed, Science Direct e Cochrane, utilizando as seguintes palavras-chave: "Endoscopy", "Simulation", "Debriefing" e "Evaluation".Consultámos os artigos em francês e inglês. As referências bibliográficas foram geridas através do software Zotéro® .

2.7 Considerações éticas :

Os dados pessoais foram respeitados. Além disso, foi obtido o consentimento dos residentes para a utilização das suas fotografias neste relatório de simulação. O consentimento informado em francês foi obtido dos residentes antes da realização do estudo e depois de lhes ter sido fornecida uma carta de informação sobre os objectivos do estudo. Foi obtido o acordo do comité de ética do Hospital Habib Thameur para o nosso estudo, que incluiu residentes (anexo 5).

2.8 Conflitos de interesse e financiamento do estudo :

Não temos conflitos de interesses a declarar para este trabalho. Os simuladores foram adquiridos pela Faculdade de Medicina de Tunes. Os endoscópios para uso específico na formação foram emprestados numa base temporária. fornecidos gratuitamente por Karl Stroz® . Os pequenos consumíveis foram fornecidos gratuitamente pelos formadores.

RESULTADOS

1. CARACTERÍSTICAS DOS PARTICIPANTES :

O nosso estudo incluiu catorze residentes de gastroenterologia.

1.1 Idade e género :

A idade média dos participantes era de 26,5±1,6 anos, com extremos que variavam entre 25 e 29 anos. A proporção entre os géneros foi de 0,27 (3 homens e 11 mulheres).

1.2 Experiência prévia em endoscopia digestiva :

Treze residentes estavam no seu primeiro ano e apenas um no seu segundo ano. Todos os residentes tinham experiência prévia em endoscopia digestiva alta, enquanto oito tinham experiência prévia em colonoscopia. Estes exames foram efectuados de forma independente ou sob a supervisão de um sénior. O número médio de exames efectuados anteriormente pelos internos encontra-se resumido no Quadro I.

Tabela I: Endoscopias digestivas anteriores efectuadas pelos residentes

	Endoscopia digestivo superior	Colonoscopia
Por conta própria (mediana, extremos)	20 [0 - 50]	2,5 [0 - 20]
Sob controlo (mediana, extremos)	17,5 [2 - 60]	3 [2 - 20]

2. AVALIAÇÃO DA APRENDIZAGEM BASEADA EM SIMULAÇÃO PELOS ALUNOS :

2.1 Avaliação global do curso :

De um modo geral, os residentes ficaram muito satisfeitos com a formação, com uma média global (em cinco) para as várias questões colocadas de 3,99±0,855 [1-5].As respostas ao auto-questionário estão resumidas no Quadro II.

Quadro II: Avaliação global da formação pelos residentes

	Média	Desvio padrão	Extremos
Os objectivos da formação eram claros e bem definidos	3,86	1,099	[1 - 5]
A informação transmitidas era de boa qualidade	3,71	0,825	[2 - 5]
O conteúdo da formação estava de acordo com as suas expectativas	3,43	0,756	[2 - 5]
Os objectivos declarados foram alcançados	3,64	0,745	[2 - 5]
As actividades foram adequado e útil	3,79	0,802	[2 - 5]
Os formadores eram disponível	4,36	0,929	[2 - 5]
Os formadores criaram um clima propício à aprendizagem	4,64	0,497	[4 - 5]
O ambiente geral era propício à formação	4,71	0,469	[4 - 5]
A duração do curso foi suficiente	3,79	1,251	[1 - 5]
A dimensão do grupo era adequado	4,00	1,240	[1 - 5]
A sessão facilitou-lhe a aprendizagem das noções básicas sobre endoscopia digestiva	4,21	0,802	[3 - 5]

2.2 Avaliação global dos progressos dos participantes na aquisição de competências em endoscopia digestiva:

Uma progressão significativa na aquisição de habilidades em endoscopia digestiva após o treinamento foi relatada na autoavaliação dos residentes (p<0,0001). Estes resultados estão resumidos na Figura 6.

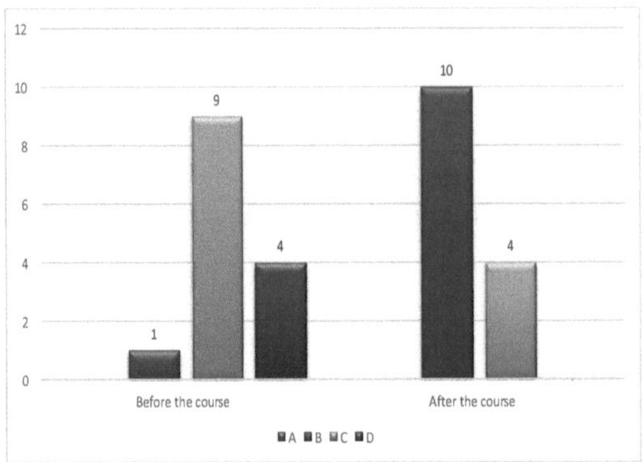

Figura 6: Aquisição geral de conhecimentos em endoscopia digestiva antes e depois da formação

*A nível muito bom, B nível satisfatório, C nível médio, D nível mau.

Treze residentes referiram um aumento do seu nível de competências na sua autoavaliação. Um residente considerou que tinha mantido o mesmo nível de competência antes e depois da formação (B). Os progressos individuais são apresentados no quadro III.

Quadro III: Progresso individual na aquisição de competências em endoscopia digestiva antes e depois da formação

		Competência após formação		Total
		B	C	
Especialização antes do curso	B	1	0	1
	C	9	0	9
	D	1	3	4
Total		10	4	14

2.3 Avaliação do processo de avaliação :

A avaliação do debriefing das sessões de simulação processual foi globalmente satisfatória, com médias respectivas de 4,67 a 6,6 e de 4,22 e 6,22 para alunos e formadores, de acordo com os elementos de pontuação. A classificação foi ligeiramente inferior para os alunos no elemento de identificação dos pontos fortes e fracos (média de 4,67) e para os formadores no elemento de obtenção e manutenção de um bom nível de desempenho futuro (média de 4,22). Os resultados dos questionários DASH para formandos e formadores são apresentados nos Quadros IV e V, respetivamente.

Quadro IV: Resultados do questionário DASH para os alunos

	Média	Tipo de diferença	Extremos
O formador criou um clima favorável à aprendizagem	6,26	0,431	[5 - 7]
O formador manteve um clima propício à aprendizagem	6,34	0,324	[5 - 7]
O formador conduziu o Reunião de balanço estruturada	5,13	0,584	[4 - 6]
O formador incentivou-me a participar no debate, o que me levou a analisar o meu desempenho	5,57	0,869	[5 - 7]
O formador identificou os meus pontos fortes e as áreas a melhorar, bem como as áreas que precisam de ser melhoradas. razões	4,67	0,267	[3 - 5]
O formador ajudou-me a refletir sobre a forma de melhorar ou manter uma boa nível de desempenho	6,6	0,586	[5 - 7]

Quadro V: Resultados do questionário DASH para os formadores

	Média	Desvio padrão	Extremos
Criou um clima propício à aprendizagem	6,16	0,224	[5 - 7]
Manutenção de um clima favorável à aprendizagem	6,22	0,124	[5 - 7]
Conduziu o Debriefing de forma estruturada	5,47	0,547	[5 - 7]
Incentivou o empenhamento em troca	5,89	0,146	[5 - 7]
Identificou e analisou as lacunas de desempenho e os motivos	4,22	0,259	[3 - 5]
Ajudou os alunos a atingir ou manter um bom nível de proficiência linguística desempenho futuro	5,66	1,424	[4 - 7]

DISCUSSÃO

Em gastrenterologia, a endoscopia digestiva desempenha um papel central na formação dos futuros especialistas, sendo a qualidade da formação inicial determinante para a qualidade dos cuidados prestados ao público.A introdução da aprendizagem da endoscopia digestiva através da simulação processual na formação dos internos de gastrenterologia tem sido pouco avaliada, nomeadamente o debriefing que tem a particularidade de ser instantâneo neste contexto. Os nossos resultados mostraram que a aprendizagem das técnicas básicas de endoscopia digestiva através da simulação de modelos de procedimentos melhorou o desempenho técnico dos internos a curto prazo e que os internos ficaram satisfeitos com o método de aprendizagem e com o seu progresso. O debriefing foi igualmente satisfatório do ponto de vista dos alunos e dos formadores, embora possa ser melhorado no que respeita à identificação dos pontos fortes e fracos dos alunos e à manutenção dos níveis de desempenho futuros dos formadores. O nosso estudo é um dos primeiros na Tunísia a avaliar o valor da avaliação do debriefing na aprendizagem baseada na simulação em endoscopia digestiva. As principais limitações do nosso estudo foram :

- a pequena dimensão da amostra,

- não utilização da versão longa da ferramenta DASH (mais fiável)

- a ausência de uma avaliação a médio e longo prazo do impacto do questionário DASH na qualidade do debriefing durante as sessões subsequentes de simulação de procedimentos de endoscopia digestiva.

1. A SIMULAÇÃO PROCESSUAL EM GASTROENTEROLOGIA :

Diz-se que a simulação é processual quando permite reproduzir um gesto técnico preciso [5]. Os simuladores de procedimentos complexos podem ser utilizados para reproduzir situações de intervenção mais sofisticadas, como a endoscopia digestiva ou a cirurgia [6]. Podem ser utilizados por estudantes principiantes, mas também por profissionais experientes que pretendam desenvolver ou diversificar as suas competências. Este método de aprendizagem tem uma série de vantagens, que aumentam com o realismo do simulador. Permite o domínio do controlo oculomotor, a autoavaliação do desempenho e da destreza, e a aquisição de automatismos favorecidos pela repetição sem stress de um gesto técnico [7].

As ferramentas disponíveis para a formação em endoscopia digestiva são a simulação orgânica, inorgânica e híbrida. No que diz respeito à simulação orgânica, a maior parte da formação em endoscopia digestiva é efectuada em modelos animais (órgãos vivos explantados, principalmente o modelo de estômago de porco EASIE) ou em animais vivos [8,9]. Estes modelos foram utilizados na Tunísia no âmbito de acções de formação pontuais com peritos estrangeiros ou no âmbito de workshops de endoscopia digestiva. De facto, o seu transporte e a sua utilização delicada, bem como a sua curta duração de vida, tornam-nos modelos difíceis de transpor para a formação diária dos residentes. A simulação não orgânica inclui modelos sintéticos, como manequins dedicados, e modelos electrónicos, que apresentam uma interface natural (realidade virtual) combinando um endoscópio com uma interface eletrónica que reproduz a anatomia, a fisiologia e a patologia digestivas [10]. Por último, a simulação híbrida combina diferentes técnicas de simulação: por exemplo, um doente normalizado é utilizado para avaliar a comunicação e, em seguida, um simulador de procedimentos é utilizado para simular um procedimento técnico. Este método é adequado para a aprendizagem do saber-fazer e das competências interpessoais, pois permite avaliar a comunicação com o doente (antes e depois do procedimento) e o trabalho em equipa.

Durante a nossa formação, utilizámos o modelo sintético devido às suas vantagens: menor custo, facilidade de utilização, boa tecnicidade com a possibilidade de repetir gestos simples e bastante complexos, e uma boa duração de vida [18]. A limitação deste simulador é o facto de não ser adequado para avaliar as competências interpessoais.

2. OS BENEFÍCIOS DO DEBRIEFING DA SIMULAÇÃO :

2.1 Definição de debriefing e das diferentes fases:

O debriefing é uma etapa crucial para clarificar e consolidar a aprendizagem adquirida com as experiências de simulação no domínio da saúde [4].

É uma técnica de conversação não ofensiva, centrada no aprendente, concebida para ajudar um profissional ou uma equipa a melhorar o desempenho através da prática reflexiva [11]. Envolve a participação ativa dos alunos, orientada por um facilitador ou instrutor, cujo objetivo é identificar e colmatar lacunas nos conhecimentos e competências [3].

Um debriefing deve ser estruturado, factual e objetivo, específico e preciso, a fim de garantir a objetividade [12]. O debriefing estruturado envolve geralmente três fases (fases descritiva, de análise e de síntese), tendo em conta os objectivos pedagógicos e mantendo um clima de aprendizagem favorável (clima de confiança, segurança psicológica) [13].

Durante a fase descritiva, o formador recolhe as reacções "no local" (experiências, frustrações, dificuldades, emoções negativas) [14] e clarifica as expectativas dos formandos. O formador encoraja e orienta a descrição (como correu a sessão, a coordenação das acções, a comunicação, o funcionamento da equipa, as actividades pensadas mas não realizadas). Encoraja a participação de todos os alunos e estimula a discussão (escuta ativa).

Durante a fase de análise, o formador examina metodicamente o que aconteceu e porquê, encorajando os alunos a auto-corrigirem-se. Esclarece os objectivos de aprendizagem. Valida o que foi aprendido e corrige os erros (comportamentos remediáveis), sugere "soluções" alternativas e verifica se os alunos compreenderam corretamente [15]. Durante a fase de encerramento, o formador revê os pontos-chave da sessão. Resume os pontos positivos da sessão, os pontos a trabalhar e as melhorias identificadas durante o cenário (Take Home Messages) [15].

2.2 Ferramentas de avaliação para o debriefing da simulação :

A realização de um debriefing de uma sessão de simulação exige uma competência específica que pode ser melhorada através do feedback [16]. Este feedback exige, por conseguinte, uma formação adequada dos formadores, seguida de uma avaliação periódica para efeitos de formação. Esta avaliação pode ser efectuada pelos formandos, pelos pares ou por autoavaliação. Os formandos avaliam o acolhimento que recebem, os recursos e métodos de ensino utilizados e a medida em que os objectivos de aprendizagem foram alcançados. A avaliação de debriefing baseia-se em grelhas de avaliação específicas, na observação direta das práticas ou em vídeos de simulações e sessões de debriefing [17].

Foram desenvolvidas várias escalas de avaliação com o objctivo de melhorar as práticas de ensino. Estas escalas foram concebidas para ajudar a avaliar e a desenvolver as competências necessárias para efetuar um debriefing. Os principais instrumentos disponíveis para a avaliação do debriefing são apresentados no quadro VI.

Tabela VI: Principais ferramentas de avaliação do debriefing da simulação

Ferramenta	DASH	OSAD*	DES	PADI***
ement s	Estabelece um clima propício à aprendizagem Mantém um clima propício à aprendizagem Interrogatório estruturado Envolve os alunos no debate Identifica e explora as lacunas de desempenho Ajuda os alunos a alcançar e manter um bom desempenho	Abordagem (cuidar) Ambiente de aprendizagem Envolvimento do formando Reação do formando Reflexão Análise das causas subjacentes às acções Diagnóstico do desempenho e das deficiências Aplicação (transferência para a prática futura)	Análise do raciocínio e dos sentimentos Aprendizagem e criação de ligações (conexões) Competências do facilitador na condução do debriefing Supervisão adequada pelo facilitador	Organização do debriefing Comunicação verbal e não verbal Definir o cenário e as regras básicas para o debriefing Falar sobre emoções Resumir a experiência Estrutura e reflexão-na-ação (facilitar a autorreflexão do aprendente) Facilitar as ligações da experiência à prática clínica
Resumir e apresentar as mensagens principais.				
Cotação	Escala Lickert de 7 pontos pontos	Escala Lickert de 5 pontos pontos	Escala Lickert de 5 pontos pontos	Escala Lickert de 4 pontos pontos

*OSAD: Avaliação da estrutura objetiva do Debriefing

**DES: Escala de experiência de Debriefing

***PADI: Instrumento de avaliação pelos pares (Peer Assessment Debriefing Instrument)

Existem também outros métodos, como o vídeo-debriefing. Este método consiste em sessões de pequenos grupos com educadores de simulação, nas quais os segmentos de vídeo dos desempenhos individuais de debriefing podem ser comentados, reflectidos e discutidos, a fim de dar um feedback construtivo [18].

2.3 Interesse da ferramenta DASH na avaliação do Debriefing

Esta escala foi concebida pela equipa do Center for Medical Simulation, em Boston, com base numa análise da literatura e nas recomendações de um grupo de 136 peritos internacionais sobre boas práticas de debriefing[20].

É a escala mais utilizada e melhor validada para avaliar a qualidade dos debriefings, devido à sua facilidade e simplicidade de utilização. A sua fiabilidade, consistência interna, elevada reprodutibilidade entre avaliadores e validade foram bem demonstradas por vários estudos [11,21].

Embora, de um ponto de vista de avaliação, esta escala contenha elementos subjectivos, continua a ser um guia útil para garantir que os facilitadores respeitem os princípios do debriefing [22]. A DASH é uma escala de avaliação comportamental com descritores qualitativos que explora 6 elementos essenciais do debriefing: estabelecer um clima propício à aprendizagem, manter um clima propício à aprendizagem, conduzir o debriefing de forma estruturada, encorajar o envolvimento no intercâmbio, identificar lacunas no desempenho e analisar as razões para as mesmas, ajudar os alunos a atingir ou manter um bom nível de desempenho futuro. Optámos por utilizar a versão curta da escala DASH, uma vez que a versão longa contém um total de 23 comportamentos que são classificados numa escala de Likert de 7 pontos (1 = Extremamente ineficaz / prejudicial a 7 = Extremamente eficaz / excecional), que considerámos ser mais longa e mais difícil de preencher pelos participantes. A DASH existe em 3 versões: formador, formando e avaliador de formadores. Esta última não foi utilizada no nosso estudo. A utilização da versão dupla formador e formando é um ponto forte do nosso trabalho, permitindo que os formadores tomem consciência e se aclimatem à visão externa do seu debriefing (formandos DASH) e a uma autoavaliação (formador DASH). Um estudo publicado em 2016 [23], que avaliou o valor da DASH na avaliação do debriefing de sessões de simulação de reanimação de recém-nascidos na sala de parto, incluiu 156 participantes. Este estudo concluiu que os alunos avaliaram os debriefings por DASHs de alto nível, validando o quadro pedagógico do programa. Em contrapartida, os formadores DASH eram heterogéneos e mais fracos. De acordo com este trabalho, a realização de debriefings continua a ser um exercício complexo. A utilização da DASH faz parte de uma abordagem reflexiva dos formadores sobre a sua própria prática [24].

2.4 Particularidades da simulação processual e dados tunisinos

O debriefing na simulação processual tem a particularidade de ser instantâneo durante as diferentes etapas da simulação processual, e os formadores são levados a efetuar um debriefing após cada estação ou cada execução de um gesto técnico para ancorar a aquisição do desempenho nos formandos. Este facto torna mais difícil a avaliação [25,26].

Ao rever a literatura tunisina, não encontrámos nenhum estudo tunisino sobre o assunto, nomeadamente sobre o debriefing e a sua avaliação na simulação processual. No entanto, um estudo tunisino publicado em fevereiro de 2018 [27] já tinha proposto, numa grelha de avaliação para os formadores de simulação, incluir a DASH na avaliação do debriefing, sublinhando o caráter construtivo e formativo deste último. A parte da avaliação do debriefing proposta por esta grelha de avaliação tunisina é apresentada no anexo 6. Esta grelha incluía a avaliação das três fases do debriefing, ou seja, a fase descritiva, a fase de análise e a fase de síntese, com itens classificados (feito/não feito). Este estudo permitiu concluir que os formadores de simulação devem adquirir as competências necessárias para gerir as sessões de simulação e, mais particularmente, o debriefing, que pode colocar algumas dificuldades porque exige um certo domínio das competências interpessoais. Isto requer uma formação inicial específica, evidentemente, mas também uma avaliação regular das práticas. Esta avaliação teve um efeito benéfico nas suas práticas pedagógicas, conduzindo a melhorias.

3. PERSPECTIVAS :

No final do nosso estudo, recomendámos que a utilização da ferramenta DASH durante as sessões de simulação de procedimentos para a aprendizagem da endoscopia (tanto diagnóstica como terapêutica) fosse generalizada a todos os internos de gastrenterologia, incorporando diferentes níveis de complexidade em função do nível do residente (endoscopia diagnóstica para os residentes de $1^{\text{ère}}$ e $2^{\text{ème}}$ anos e endoscopia terapêutica para os residentes de $3^{\text{ème}}$ e $4^{\text{ème}}$ anos). A primeira etapa consistiria em formar os formadores para efectuarem um debriefing estruturado no final de cada sessão de simulação. Isto permitiria definir as acções de melhoria a empreender pelos formadores. Assim, propomos utilizar este questionário DASH (formadores e formandos e, posteriormente, avaliadores dos formadores) no final de cada sessão de simulação e reavaliar a melhoria da qualidade do debriefing ao longo das sessões, nomeadamente em termos de avaliação dos pontos a melhorar e de manutenção do desempenho.

CONCLUSÕES

A simulação é atualmente um método de aprendizagem ativa que desempenha um papel cada vez mais importante na formação médica, nomeadamente na aquisição de técnicas básicas de endoscopia digestiva. Daí o desenvolvimento recente da simulação de procedimentos, que permite aprender a endoscopia respeitando os princípios éticos, nomeadamente o famoso princípio "nunca a primeira vez no doente". O desenvolvimento de uma unidade de ciências experimentais na Faculdade de Medicina de Tunes, que inclui vários modelos de simulação de procedimentos em endoscopia digestiva, permitiu introduzir a simulação de procedimentos no currículo dos internos de gastroenterologia do primeiro e segundo anos. Entre as etapas da simulação de cuidados de saúde, o debriefing é reconhecido como uma parte fundamental do processo de aprendizagem. O que o torna especial na simulação de procedimentos é o facto de ser instantâneo. O guia Debriefing Assessment for Simulation in Healthcare (DASH), na sua versão para formadores e estudantes, é uma ferramenta concebida para avaliar e desenvolver as competências de debriefing dos formadores que utilizam a simulação em saúde. A sua versão resumida é fácil de utilizar e permite avaliar em tempo real o debriefing na simulação de procedimentos. Para o efeito, realizámos um estudo transversal que incluiu catorze residentes de gastroenterologia que participaram numa formação de quatro dias em endoscopia digestiva na unidade de medicina experimental da

Faculdade de Medicina de Tunes, de 14 a 17 de outubro. 2019. Os internos do 3ème ou do 4ème ano não foram incluídos no estudo. Os modelos de simulação de procedimentos utilizados foram do tipo sintético (Koken®) e as colunas de endoscopia do tipo (Karl Storz®). Os procedimentos avaliados foram a endoscopia digestiva alta e a colonoscopia. As sessões de simulação decorreram em quatro fases para todos os participantes: três formativas (briefing, treino no simulador com feedback imediato e debriefing) e uma avaliativa. Todas as sessões foram supervisionadas por formadores com experiência em endoscopia digestiva e familiarizados com os procedimentos a efetuar. A avaliação da sessão incluía uma ficha de autoavaliação e uma avaliação do debriefing. A ficha de autoavaliação era composta por 20 perguntas sobre o decurso da formação (avaliadas numa escala de Lickert de 1 a 5), uma pergunta sobre a autoavaliação dos seus progressos antes e depois da formação numa escala de competência classificada de A a D (A muito bom nível, B nível satisfatório, C nível médio, D nível fraco). A avaliação do debriefing das sessões foi efectuada utilizando a ferramenta DASH para os formadores e para os estudantes na sua versão curta (com seis itens, respetivamente). O consentimento informado foi obtido dos residentes depois de lhes ter sido fornecida uma carta de informação sobre os objectivos do estudo. Foi obtido o acordo do comité de ética do Hospital Habib Thameur para a realização do estudo. O nosso estudo incluiu catorze residentes com uma idade média de 26,5±1,6 anos e um rácio de género de 0,27. Treze residentes estavam no primeiro ano e um no segundo ano. Todos os residentes tinham experiência prévia em endoscopia digestiva alta, enquanto oito tinham experiência prévia em colonoscopia. Globalmente, os internos mostraram-se muito satisfeitos com a formação, com uma média global (em cinco) para as várias questões colocadas de 3,99±0,855. Foi registada uma progressão significativa na aquisição de competências em endoscopia digestiva após a formação na autoavaliação dos residentes ($p<0,0001$). Um residente considerou que tinha mantido o mesmo nível de competência antes e depois da formação. A avaliação do debriefing das sessões de simulação de procedimentos foi globalmente satisfatória, com médias respectivas de 4,67 a 6,6 e 4,22 e 6,22 para alunos e formadores, de acordo com os elementos de pontuação. A classificação foi ligeiramente inferior para os alunos no que se refere ao elemento "identificação dos pontos fortes e fracos" (média de 4,67) e para os formadores no que se refere ao elemento "obtenção e manutenção de um bom nível de desempenho futuro" (média de 4,22). Os nossos resultados estão em conformidade com os da literatura, que demonstram que a simulação de procedimentos não só melhora o desempenho dos alunos em endoscopia num contexto seguro. Além disso, os alunos mostraram-se satisfeitos com este método de aprendizagem. Além disso, confirmam o valor da ferramenta DASH para a avaliação do debriefing das sessões de simulação, mesmo que sejam necessárias melhorias para dar ênfase à análise dos pontos fortes e dos pontos a melhorar dos alunos e para manter um bom nível de desempenho futuro dos formadores. As principais limitações do nosso estudo foram :

- a pequena dimensão da amostra,

- não utilização da versão longa da ferramenta DASH (mais fiável)

- a ausência de uma avaliação a médio e longo prazo do impacto do questionário DASH na qualidade do debriefing durante as sessões subsequentes de simulação de procedimentos de endoscopia digestiva.

Finalmente, no final do nosso estudo-piloto, a aprendizagem das técnicas básicas de endoscopia digestiva através da simulação de modelos de procedimentos melhorou o desempenho técnico dos residentes a curto prazo e estes ficaram satisfeitos com o seu progresso. A avaliação do debriefing revelou resultados satisfatórios tanto do ponto de vista dos formadores como dos alunos. Esta avaliação é uma etapa essencial do processo de aprendizagem por simulação e seria conveniente generalizá-la durante as sessões de simulação de procedimentos em endoscopia digestiva para melhorar a qualidade das sessões, identificar os pontos fortes e fracos dos alunos e otimizar o desempenho dos formadores.

REFERÊNCIAS

1. Alinier G. A typology of educationally focused medical simulation tools. Med Teach;29(8):e243-50.

2. Michaela Kolbe, Bastian Grande, Donat R.Spahn. Briefing e debriefing durante . treinamento baseado em simulação e além: conteúdo, estrutura, atitude e configuração. 2015 Melhores práticas e pesquisa Anestesiologia clínica 29, 87-96

3. Cheng A., Grant V., Huffman J., Burgess G., Szyld D., Robinson T., Eppich W.Coaching the debriefer: peer coaching to improve debriefing quality in simulation programs 2017. Simulação em cuidados de saúde : O Jornal da Sociedade de Simulação em Cuidados de Saúde Volume 12, Edição 5, 319-325

4. Dufrene, C., & Young, A. (2014). Debriefing bem-sucedido - Melhores métodos para alcançar resultados de aprendizagem positivos: Uma revisão da literatura. Nurse Education Today, 34(3), 372-376.

5. Issenberg SB, McGaghie WC, Hart IR, Mayer JW, Felner JM, Petrusa ER et al. Simulation technology for health care professional skills training and assessment. JAMA.1999;282(9):861-6.

6. Miller KK, Riley W, Davis S, Hansen HE. In Situ Simulation A Method of Experiential Learning to Promote Safety and Team Behavior (Simulação In Situ Um Método de Aprendizagem Experimental para Promover a Segurança e o Comportamento da Equipa). J Perinat Neonat Nurs. 2008;22(2):105-13.

7. Cook DA, Hatala R, Brydges R, Zendejas B, Szostek JH, Wang AT et al.Technology-enhanced simulation for health professions education: a systematic review and meta-analysis. JAMA. 2011;306(9):978-88

8. Parra-Blanco A, González N, González R, Ortiz-Fernández-SordoJ, Ordieres C. Modelos animais para treino endoscópico: precisamos mesmo deles? Endoscopy. 2013;45(6):478-84.

9. Jones MW, Deere MJ, Harris JR, Chen AJ, Henning WH. Fabrication of An Inexpensive but Effective Colonoscopic Simulator (Fabricação de um simulador de colonoscopia barato mas eficaz). JSLS. 2017;21(2):e2017.00002.

10. Dray X, Camus M, Marteau P. Ensino da endoscopia num simulador eletrónico. Ata Endosc. 2013 ;43(5-6):283-92.

11. Brett-Fleegler M, Rudolph J, Eppich W, et al. Avaliação do Debriefing para simulação nos cuidados de saúde. Desenvolvimento e propriedades psicométricas. Simul Healthc 2012;7:288-94.

12. Antonia Blaniea Morgan. Debriefing de valores em simulação de alta fidelidade. 2017 Anesthesia Critical Care and Pain Medicine, volume 36, número 4, 201-202

13. Rudolph JW, Raemer DB, Simon R. Estabelecendo um recipiente seguro para a aprendizagem em simulação: o papel do briefing de pré-imulação. Sim Healthc 2014;9:339-49.

14. Tannenbaum SI, Cerasoli CP. Os debriefs individuais e de equipa melhoram o desempenho? A meta-analysis. Hum Factors 2013 fevereiro 1;55:231e45.

15. Salas, E., Klein, M. S., King, H., Salisbury, M., Augenstein, J. S., Birnbach, D. J., & Upshaw, C. (2008). Debriefing de equipas médicas: 12 melhores práticas e dicas baseadas em evidências. The Joint Commission Journal on Quality and Patient Safety, 34(9), 518-527.

16. Hall K., Tori K. Recomendações de Melhores Práticas para Debriefing em Educação Baseada em Simulação para Estudantes de Enfermagem Australianos: Uma revisão integrativa. 2016 Simulação Clínica em Enfermagem 1-12

17. Kam AJ, Gonsalves CL, Nordlund SV, Hale SJ, Twiss J, Cupido C et al. Implementação e facilitação do debriefing pós-reanimação: um estudo comparativo cruzado de duas estruturas de debriefing pós-reanimação. BMC Emerg Med. 2022 Sep;22(1):152

18. Cheng A, Grant V, Dieckmann P, et al. Desenvolvimento do corpo docente para programas de simulação: cinco questões para o futuro do treinamento de debriefing. Sim Healthc 2015;10:217-22.

19. Annette R. Waznonis Métodos e Avaliação para Simulação de Debriefing na Educação em Enfermagem. 2014. J.Nurs Educ 53(8) :459-465

20. Simon R, Raemer DB, Rudolph JW. Debriefing Assessment for Simulation in Healthcare. Boston, MA: Center for Medical Simulation; 2010- 2011 Disponível no sítio Web de Harvard https://harvardmedsim.org/dash-fr.ph e - https://harvardmedsim.org/_media/DASH_Manuel_utilisation_2010_VF_12-07.pdf. http://www.harvardmedsim.org/debriefing-assesment-simulation-healthcare.php

21. Dreifuerst KT. Utilizar o debriefing para uma aprendizagem significativa para promover o desenvolvimento do raciocínio clínico em simulação. J Nurs Educ. 2012 Jun; 51(6): 326-33.

22. Oriot D., Alinier G. A simulação na saúde. Le débriefing clé en mains. 2019 Elsevier Masson

23. Durand C, Secheresse T, Leconte M. O uso da Avaliação de Debriefing para Simulação em Saúde (DASH) em um programa de aprendizado de equipe baseado em simulação para ressuscitação de recém-nascidos na sala de parto. Arch Pediatr. 2017 Dez;24(12):1197-1204.

24. Thompson R, Sullivan S, Campbell K, Osman I, Statz B, Jung HS. Uma Ferramenta Escrita para Guiar o Debriefing Estruturado Melhora o Discurso? Implicações para a simulação de equipes interprofissionais. J Surg Educ. 2018 Nov;75(6):e240-5.

25. Hunter LA. Debriefing and Feedback in the Current Healthcare Environment. J Perinat Neonatal Nurs. 2016 Jul- Sep;30(3):174-8.

26. Rudolph JW, Simon R, Raemer DB, Eppich WJ. Debriefing as formative assessment: closing performance gaps in medical education. Acad Emerg Med. 2008 Nov;15(11):1010-6.

27. I. Ben Amor, Y.Hentati, J. Gargouri. Grelhas de avaliação para formadores de simulação de saúde 2018. J.I.M.Sfax N°28 ;1-9

APÊNDICES

Apêndice 1: Pirâmide de competências MILLER

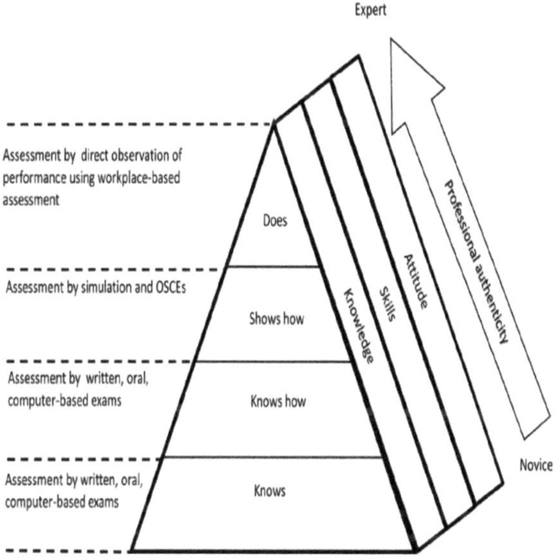

Apêndice 2: Modelo de recolha de dados

Código

Formulário de avaliação do seminário: Curso de Formação de Gémeos 14 a 17 de outubro de 2019

Caros residentes

Acabou de participar numa formação de simulação de procedimentos em endoscopia digestiva.

Por favor, preencha o formulário de avaliação para que possamos melhorar e aumentar a lista de cursos de formação oferecidos.

NB: A avaliação é anónima Obrigado pela sua colaboração

IdadeSexo MFResidente em : 1ère ano 2ème ano

O seu curso: estágios efectuados

Semestre 1

Semestre 2

Semestre 3

Semestre 4

Já alguma vez fez :

- Endoscopia digestiva alta sim não

Em caso afirmativo, de forma autónoma (número=)sob supervisão (número =)

- Colonoscopias sim não

Em caso afirmativo, de forma autónoma(número=)sob supervisão (número =)

I/ Apreciação global :

1. Os objectivos da formação eram claros e bem definidos Discordo totalmente1 2 3 4 5 Concordo plenamente

2. A informação fornecida era de boa qualidade

Discordo totalmente1 2 3 4 5 Concordo totalmente

3. O conteúdo da formação estava de acordo com as minhas expectativas

Discordo totalmente1 2 3 4 5 Concordo totalmente

4. Os objectivos anunciados foram alcançados

Discordo totalmente1 2 3 4 5 Concordo totalmente

5. As actividades foram adequadas e úteis

Discordo totalmente1 2 3 4 5 Concordo totalmente

6. Os formadores estavam disponíveis

Discordo totalmente1 2 3 4 5 Concordo totalmente

7. Os formadores criaram um clima propício à aprendizagem

Discordo totalmente 1 2 3 4 5 Concordo totalmente

8. O ambiente geral era propício à formação

Discordo totalmente 1 2 3 4 5 Concordo totalmente

9. A duração da formação foi suficiente

Discordo totalmente 1 2 3 4 5 Concordo totalmente

10. A dimensão do grupo era adequada

Discordo totalmente 1 2 3 4 5 Concordo totalmente

11. Adquirir mais facilmente os fundamentos da endoscopia digestiva

Discordo totalmente 1 2 3 4 5 Concordo totalmente

12. Avaliação dos seus progressos na aquisição de competências em endoscopia digestiva (ascendente de D a A)

Nível de competências antes da formação: D	C	B	A
Nível de competências após a formação: D	C	B	A

Apêndice 3: Questionário DASH para formadores (versão resumida)

Consignes : Veuillez fournir une auto-évaluation de votre prestation lors de l'introduction et du débriefing réalisés pour cette séance de simulation. Utilisez l'échelle de notation suivante pour évaluer les 6 «éléments». Pour chaque élément, les comportements qui indiqueraient une bonne performance sont donnés. Faites de votre mieux pour évaluer **votre efficacité globale pour l'élément entier** en vous aidant des comportements qui le composent. Si un comportement donné n'est pas applicable (par exemple, la façon dont vous avez géré les personnes contrariées ou troublées alors que personne n'a semblé contrarié ou troublé), il suffit de l'ignorer et ne pas le laisser influencer votre évaluation. Vous pouvez avoir été à la fois performant et moins performant au sein d'un même élément. La note de l'élément reflète votre impression **globale** de la façon dont vous avez satisfait cet élément.

L'élément 1 évalue l'introduction (le briefing) de la séquence de simulation. Les éléments 2 à 6 évaluent le débriefing.

Echelle de notation :

Notation	1	2	3	4	5	6	7
Description	**Extrêmement inefficace / préjudiciable**	Toujours inefficace / mauvais	Généralement inefficace / médiocre	Assez efficace / moyen	Généralement efficace / bon	Toujours efficace / très bon	**Extrêmement efficace / exceptionnel**

L'élément 1 évalue l'introduction (le briefing) de la séquence de simulation. *Passez cet élément si vous n'avez pas fait d'introduction.*

Elément 1 **J'ai établi un climat favorable à l'apprentissage**	**Note élément 1** ________

- Je me suis présenté(e), ai décrit l'environnement de la simulation, expliqué ce qui était attendu au cours de la séance, annoncé les objectifs pédagogiques et clarifié les questions de confidentialité
- J'ai expliqué les points forts et les points faibles de la simulation et ce que les apprenants pouvaient faire pour tirer le meilleur parti des expériences de simulation clinique
- J'ai précisé les détails logistiques, comme l'emplacement des toilettes, les possibilités de restauration, et le déroulement de la journée, ...
- J'ai encouragé les apprenants à exprimer leurs réflexions et leurs questions au sujet de la simulation et du débriefing à venir et les ai rassurés sur le fait qu'ils ne seraient ni mortifiés ni humiliés dans cet exercice.

Les éléments 2 à 6 évaluent le débriefing.

Elément 2 **J'ai maintenu un climat favorable à l'apprentissage**	**Note élément 2** ________

- J'ai clarifié les objectifs du débriefing, ce qui était attendu de la part des apprenants et précisé mon rôle (en tant que formateur) dans le débriefing
- J'ai reconnu les inquiétudes des apprenants au sujet du réalisme des situations simulées et je les ai aidés à apprendre, malgré les limites de la simulation
- J'ai fait preuve de respect envers les apprenants
- J'ai assuré que l'apprentissage était l'objectif principal de la séance et non pas la stigmatisation des apprenants ayant commis des erreurs
- J'ai encouragé les apprenants à exprimer leurs réflexions et leurs émotions sans crainte d'être mortifiés ou humiliés

Elément 3 J'ai conduit le débriefing de manière structurée	Note élément 3

- J'ai guidé les échanges de façon à ce qu'ils progressent de façon logique plutôt que de passer d'un point à un autre sans cohérence
- Vers le début du débriefing, j'ai encouragé les apprenants à partager leur ressenti et j'ai pris en compte leurs remarques
- Au cours de la séance, j'ai aidé les apprenants à analyser leurs actions et les processus cognitifs qu'ils ont mis en œuvre
- A la fin du débriefing, j'ai réalisé une synthèse au cours de laquelle j'ai aidé les apprenants à faire des liens entre les différentes notions explorées et j'ai relié la séance de simulation aux façons dont les apprenants pourraient améliorer leur pratique clinique future

Elément 4 J'ai suscité l'engagement dans l'échange, ce qui les a amenés à analyser leur performance	Note élément 4

- J'ai utilisé des exemples concrets (pas seulement des commentaires abstraits ou généralistes) pour amener les apprenants à réfléchir sur leur performance
- Mon propos était clair ; je n'ai pas obligé les apprenants à imaginer mes pensées
- J'ai écouté et amené les personnes à se sentir entendues, en étant attentif à chacune, en reformulant leur propos, et en utilisant un langage non verbal adapté (par exemple, en regardant dans les yeux ou par des hochements de tête)
- J'ai utilisé la vidéo ou d'autres enregistrements à bon escient comme support pour les échanges et l'apprentissage
- Si l'un des apprenants s'est senti contrarié ou émotionnellement troublé lors du débriefing, j'ai été respectueux et constructif en l'aidant à gérer ses émotions

Elément 5 J'ai identifié les points forts et les points à améliorer et leurs raisons	Note élément 5

- J'ai fourni des feedbacks constructifs aux apprenants à propos de leur performance individuelle ou collective en m'appuyant sur des faits concrets et sur mon point de vue sincère
- J'ai aidé les apprenants à explorer ce qu'ils pensaient ou tentaient de mettre en œuvre à des moments clés

Elément 6 Je les ai aidés à envisager comment améliorer ou maintenir un bon niveau de performance	Note élément 6

- J'ai aidé les apprenants à apprendre comment améliorer leurs points faibles ou comment maintenir une bonne performance
- J'ai utilisé mon expertise dans le domaine traité pour aider les apprenants à voir comment améliorer leur performance dans une situation future
- Je me suis assuré(e) que les points importants avaient été abordés

Apêndice 4: Questionário DASH para alunos (versão longa)

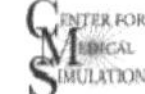

Consignes : Veuillez résumer votre impression de l'introduction et du débriefing de la séance de simulation. Utilisez l'échelle de notation suivante pour évaluer les 6 « éléments ». Chaque élément comprend les « comportements » signalés. Si l'un des critères ne peut être évalué (par exemple, comment le formateur a géré les personnes contrariées ou émotionnellement troublées, si personne ne l'a été), ne le laissez pas influencer votre évaluation. Le formateur peut avoir été à la fois performant et moins performant au sein d'un même élément. Faites de votre mieux pour **évaluer d'un point de vue *global* chaque élément**, guidé par votre observation des comportements qui le composent.

Echelle de notation :

Notation	**1**	**2**	**3**	**4**	**5**	**6**	**7**
Description	**Extrêmement inefficace / préjudidable**	Toujours inefficace / mauvais	Généralement inefficace / médiocre	Assez efficace / moyen	Généralement efficace / bon	Toujours efficace / très bon	**Extrêmement efficace / exceptionnel**

L'élément 1 évalue l'introduction (le briefing) de la séquence de simulation. *(Passez cet élément si vous n'avez pas participé à l'introduction). S'il n'y a pas eu d'introduction et que celle-ci vous aurait paru indispensable, vous devez noter l'élément.*

Elément 1 **Le formateur a établi un climat favorable à l'apprentissage**	**Note globale élément 1** ______

- Le formateur s'est présenté, a décrit l'environnement de la simulation, expliqué ce qui était attendu au cours de la séance, et annoncé les objectifs pédagogiques
- Le formateur a expliqué les points forts et les points faibles de la simulation et m'a indiqué ce que je pouvais faire pour tirer le meilleur parti d'une expérience de simulation clinique
- Le formateur a précisé les détails logistiques, comme l'emplacement des toilettes, les possibilités de restauration, le déroulement de la journée, ...
- Le formateur m'a encouragé(e) à exprimer mes réflexions et mes questions au sujet de la simulation et du débriefing à venir et m'a rassuré(e) sur le fait que je ne serais ni mortifié(e) ni humilié(e) dans cet exercice

Les éléments 2 à 6 évaluent le débriefing.

Elément 2 **Le formateur a maintenu un climat favorable à l'apprentissage**	**Note globale élément 2** ______

- Le formateur a clarifié les objectifs du débriefing, ce qu'il attendait de moi et précisé son rôle (en tant que formateur) dans le débriefing
- Le formateur a reconnu des inquiétudes au sujet du réalisme des situations simulées et m'a aidé(e) à apprendre, malgré les limites de la simulation
- J'ai constaté que le formateur a fait preuve de respect vis-à-vis des apprenants
- L'accent a été mis sur l'apprentissage et non sur la stigmatisation des personnes qui ont fait des erreurs
- Les apprenants ont pu exprimer leurs réflexions et leurs ressentis sans crainte d'être mortifiés ou humiliés

Anexo 5: Acordo do Comité de Ética do Hospital Habib Thameur de Túnis para a realização do estudo

Tunisian Republic Ministry of Health Habib Thameur Hospital Ethics Commitee	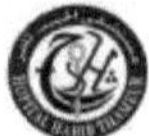	الجمهورية التونسية وزارة الصحة مستشفى الحبيب ثامر لجنة الأخلاق

HABIB THAMEUR HOSPITAL
ETHICS COMMITTEE APPROVAL

Project title:

«Evaluation of learning of diagnostic digestive endoscopy by procedural simulation»

«Evaluation de l'apprentissage par la simulation procédurale en endoscopie digestive diagnostique»

Lead Principal Investigator: Dr Mariem SABBAH

Nature of Project: Prospective study

Local Chief Investigator: Pr Khadija MZOUGHI

Project Contact Point: phone: 00 216 98629843

Mail: sabbah_meriam@yahoo.fr

Supervisor: Pr Dalila GARGOURI

Hospital: Habib Thameur Hospital

Approval Number: *HTHEC-2019-34*

Members of Habib Thameur Hospital Ethics Committee (HTHEC).

Pr Dalila GARGOURI (MD, Chairperson), Pr Fatma BOUSSEMA (MD), Pr Sonia TRABELSI (MD), Pr Ag Ehsen Ben Brahim (MD), Pr Ag. Zohra AYDI (MD), Dr Rabiaa BEN ABDALLAH (MD), Dr Asma BEN HASSEN (pharmacist), Dr Hela MAAMOURI (MD), Dr Aida Daib (MD), Mr Adel BEN HASSINE (lawyer), Mrs Ghofrane EZZINE (civil society, patient representative)

Date: 30/09/2019

Professor Dalila GARGOURI
Chairperson

Président du Comité Ethique de l'Hôpital Habib Thameur

Anexo 6: grelha de avaliação para os formadores de simulação (parte debriefing) [27].

	Débriefing : phase descriptive			
17	Passer en revue les objectifs définis			
18	Préciser les étapes du débriefing et son déroulement			
19	Spécifier son rôle comme celui d'un facilitateur/animateur uniquement			
20	Communiquer sur ses attentes en termes d'auto-évaluation et d'évaluation de performance d'équipe			
21	Formuler des questions ouvertes			
22	Favoriser l'expression des étudiants			
23	Reconnaître les inquiétudes des apprenants au sujet du réalisme des situations simulées et les aider à apprendre, malgré les limites de la simulation			
24	Encourager les apprenants à exprimer leur ressenti et leurs émotions et à évacuer le stress provoqué par la simulation sans crainte d'être mortifiés ou humiliés			
25	Impliquer l'ensemble des apprenants			
26	Faire preuve de respect envers les apprenants			
27	Guider les échanges de façon à ce qu'ils progressent de façon logique plutôt que de passer d'un point à un autre sans cohérence			
28	Prendre compte des remarques des apprenants			

	Debriefing : phase d'analyse			
29	Fournir un feedback constructif aux apprenants à propos de leur performance individuelle ou collective en argumentant son point de vue			
30	Exposer ses propres raisonnements, sa perception de la situation			
31	Utiliser les actions observées comme base d'exploration et d'échanges			
32	Comparer la performance réalisée par les apprenants avec une performance attendue			
33	Explorer les raisons des différences entre performance réalisée et attendue			
34	Apporter les éléments théoriques nécessaires au réajustement des connaissances			
35	Poser des questions ouvertes			
36	Aider les apprenants à contextualiser leurs connaissances			
37	Utiliser des exemples concrets (pas seulement des commentaires abstraits ou généralistes) pour amener les apprenants à réfléchir sur leur performance			
38	Utiliser des propos clairs ; ne pas obliger les apprenants à imaginer ses pensées			
39	Ecouter et être attentif aux apprenants en reformulant leur propos, et en utilisant un langage non verbal adapté (par exemple, en regardant dans les yeux ou par des hochements de tête)			
40	Ne pas porter de jugement de valeur			
41	Ne pas tenir compte de propos discriminant			
42	Aider les apprenants à décontextualiser leurs connaissances pour pouvoir les généraliser, les appliquer et les transférer en pratique réelle			
43	Préciser les points forts de l'apprenant qu'il faut renforcer			
44	Préciser les points faibles à améliorer			
45	Identifier de nouveaux objectifs d'apprentissage pour les aider à combler les lacunes dans leurs connaissances			

46	Si l'un des apprenants s'est senti contrarié ou émotionnellement troublé lors du débriefing, être respectueux et constructif en l'aidant à gérer ses émotions			
47	Utiliser la vidéo ou d'autres enregistrements à bon escient comme support pour les échanges et l'apprentissage			
	Débriefing : phase de synthèse			
48	Passer en revue les points appris			
49	Aider les apprenants à faire des liens entre les différentes notions explorées			
50	Relier la séance de simulation aux façons dont les apprenants pourraient améliorer leur pratique clinique future			
51	Planifier la prochaine session ou la session de correction			
52	Donner un feedback aux apprenants sur la session dans son ensemble			
53	Remercier les apprenants pour leur participation			
54	Appréciation globale de la séance de simulation			
55	les objectifs pédagogiques sont atteints			
56	Le formateur a joué le rôle de facilitateur de l'apprentissage			
57	Le formateur a structuré le débriefing en 3 phases : réactions, analyse et synthèse			
58	Le formateur a adapté le niveau de facilitation au degré de participation des apprenants			
59	En cas de présence de 2 formateurs : coordination des tâches de chacun			

ÍNDICE DE CONTEÚDOS

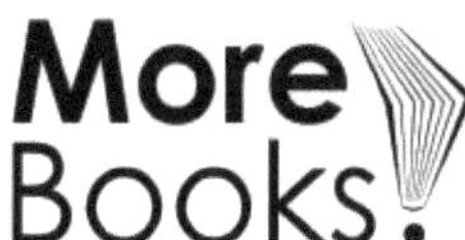

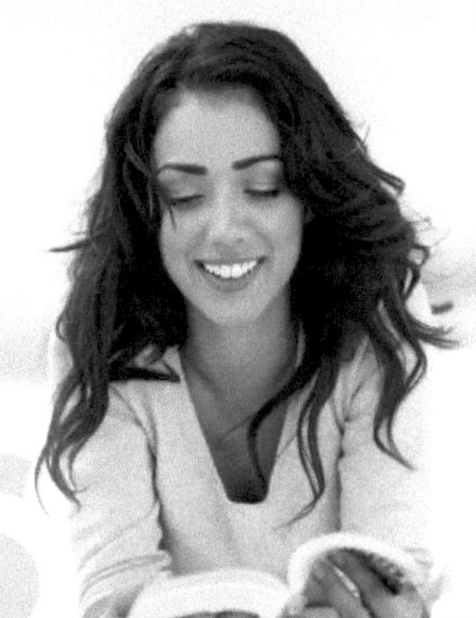

yes

I **want** morebooks!

Buy your books fast and straightforward online - at one of world's fastest growing online book stores! Environmentally sound due to Print-on-Demand technologies.

Buy your books online at
www.morebooks.shop

Compre os seus livros mais rápido e diretamente na internet, em uma das livrarias on-line com o maior crescimento no mundo! Produção que protege o meio ambiente através das tecnologias de impressão sob demanda.

Compre os seus livros on-line em
www.morebooks.shop

info@omniscriptum.com
www.omniscriptum.com

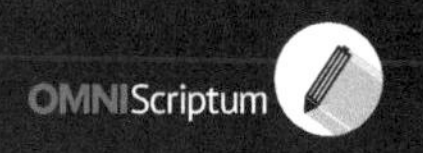

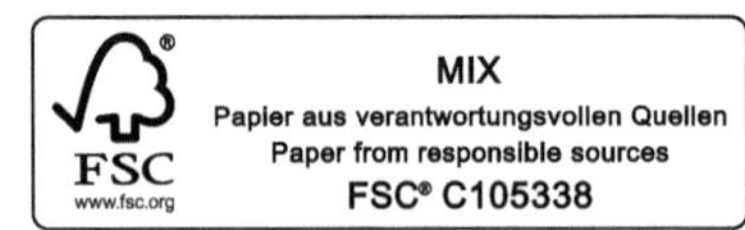

Printed by Books on Demand GmbH, Norderstedt / Germany